HTLV-1の 母子感染とキャリアのこと

教えて！先生

専門医に聞きました

南方新社

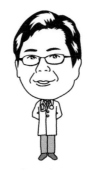

はじめに

　あなたは、どんな思いでこの本を手に取られたでしょうか？

　「妊婦健診で産婦人科の先生から、HTLV-1に感染している可能性があるといわれた」「身近な人がHTLV-1キャリアだった」「身近な人が成人T細胞白血病（ATL）／HTLV-1関連脊髄症（HAM）を発症した」などさまざまだと思います。

　また、「なぜ、自分がHTLV-1キャリアになってしまったのか？」「HTLV-1キャリアだとどんな悪いことが起こるのか？」「自分もHTLV-1キャリアではないのか？」

　「自分が他の人にうつしてしまう（うつしてしまった）のではないのか？」「うつしてしまうのを防ぐ方法はないのか？」など、さまざまな疑問を感じて、その答えを求めていらっしゃるのではないかと思います。

　私は小児科医です。鹿児島大学名誉教授、河野嘉文先生（前鹿児島大学小児科学分野教授）の紹介で、2013年から「厚生労働省科学研究班 HTLV-1母子感染予防に関する研究：HTLV-1抗体陽性妊婦からの出生児のコホート研究（板橋班）」に参加させてもらいました。鹿児島大学名誉教

授の堂地勉先生（前鹿児島大学産婦人科学分野教授）のお力添えと、県内産科医療機関の協力を得て、約 400 名のキャリア妊婦さんと面談し、説明をする機会をいただきました。そのときにいろいろな質問を受けた経験を、この本に書かせていただきました。その後の「HTLV-1 母子感染対策および支援体制の課題の検討と対策に関する研究（内丸班）」での経験も含まれています。

　2016 年から鹿児島県 HTLV-1 対策協議会に、県小児科医会委員として参加していましたが、そこで、同じく委員である NPO 法人スマイルリボン代表菅付加代子さんと「母子感染予防対策」についてよく意見交換をしていました。HTLV-1 に関する理解を深めてもらうために、「妊婦さんやキャリアの方に向けたわかりやすい本があるといいな」という話になり、この本の執筆を担当させていただくことになりました。このような機会を与えてくださったことに感謝いたします。

　縁というのは不思議なもので、学生時代に鹿児島大学名誉教授の園田俊郎先生（前鹿児島大学ウイルス学教室教授）のもとで、HTLV-1 キャリア妊婦の血清分離や検査のアルバイトを 1990 年代前半にしていました。その頃から鹿児島県 ATL 調査研究委員会の委託研究に携わっていたことになります。また、鹿児島大学名誉教授の嶽﨑俊郎先

生（前鹿児島大学国際島嶼医療学分野教授）のもとでも指導を受けていました。そう考えると、HTLV-1 母子感染対策に専心して頑張ってきたように思われますが、実際は離島へき地勤務や学生教育など小児保健分野を中心に活動しているので、HTLV-1 母子感染に関しては、偶然の積み重ねで現在に至っているのが実情です。

　この本を手に取ってもらえたのも何かの縁だと思います。この本を読んで、皆様が感じる疑問の解消につながってくれれば幸いに思います。第 1 章は、多少とっつきにくいかもしれませんが、HTLV-1 に関する基本的事項を説明しています。第 2 章からは、各テーマに沿って大切なポイントを解説しています。最初から読んでもよいですし、今の状況に応じた項目から読んでもらっても大丈夫です。では、どうぞ読み進めていってください。何か得られるものがあれば幸いです。

根路銘安仁

目次

第1章　HTLV-1の基本を知りましょう

HTLV-1はどんなウイルス？

　HTLV-1は、感染を減らすことができるウイルスです。

　HTLV-1は「えいちてぃえるぶいわん」と読みます。新型コロナウイルスと同じようにウイルスの一種で、ヒトからヒトへと感染します。新型コロナウイルスは、換気の悪い部屋に一緒にいたら感染します。一方、HTLV-1は、感染したリンパ球が生きたまま体の中に入る必要があり、日常生活で感染することはありません。

　主な感染経路は、母乳哺育、性行為、輸血、臓器移植の場合と限られています。完全に防げるわけではありませんが、これらの対策をすることで感染を減らすことができます。

　HTLV-1に感染している状態をキャリアといいます。全国に約100万人のキャリアがいるとされています。これは日本人の約100人に1人くらいの割合になります。意外に多く感じられるかもしれませんが、キャリアであっても病気になるわけではないので、ウイルスのことはあまり

知られていません。

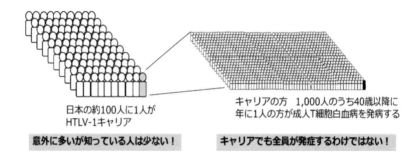

日本の約100人に1人が
HTLV-1キャリア

意外に多いが知っている人は少ない！

キャリアの方　1,000人のうち40歳以降に
年に1人の方が成人T細胞白血病を発病する

キャリアでも全員が発症するわけではない！

　HTLV-1 に感染した場合は、新型コロナのようにすぐに病気になるわけではなく、時間がかかります。キャリアだからといっても特に症状がない状態は、無症候性キャリアといわれます。HTLV-1 が引き起こす病気として、成人 T 細胞白血病リンパ腫（adult T-cell leukemia-lymphoma：ATL）がありますが、感染してから 40 年以上かかることが多いといわれています。また、感染したら全員が病気になるわけではなく、40 歳以上で感染した人が 1000 人いたとしたら、年に 1 人の割合で ATL を発症するといわれています [1]。ATL 以外にも HTLV-1 関連脊髄症（HTLV-1-Associated Myelopathy：HAM）や HTLV-1 ぶどう膜炎（HTLV-1 Uveitis: HU）など HTLV-1 に関連した病気を発症することがあります。
　ATL と HAM は次の項目で詳しく説明します。HTLV-1

ぶどう膜炎（HU）はキャリアのうちの生涯の発症頻度は
よくわかっていません。発症年齢は中央値50歳代ですが、
10歳代から60歳以上と幅広いのが特徴です [2]。症状と
して、眼のかすみ、ゴミや虫が飛んでいるように見える、
視力の低下などがあります。ステロイドの点眼や飲み薬で
よくなりますが、約3〜4割再発してしまうことがあり
ます。

　これらの病気を発症する確率は低く、感染していても生
涯で約9割以上の人は発症しません。しかし、病気になっ
てしまうと治療法が限られていて、まだまだすべての人を
治せるところまではきていません。そこで、予防が重要に
なってきます。

　今回のシリーズの本を読んで正しい知識を得て、自分が
納得できる、よりよい選択ができるようにしていきましょ
う。

成人T細胞白血病（ATL）はどんな病気？

　成人T細胞白血病は、ATL「えいてぃえる」と呼び、
adult T-cell leukemia-lymphoma の略です。1977年に、高
月清先生により、九州に多い白血病として発見されました
[1]。その後、1981年に日昭頼夫先生によって ATL と関連
するウイルスとして HTLV-1 が発見されました [3]。

白血病も多く種類があります
が、ATL は、白血病の中でも特
殊な白血病だとされています。40
歳以前に病気になる人は珍しく、
病気になった人の年齢の中央値は
67 歳です [3]。HTLV-1 キャリア
のうち、若い年齢で白血病になる
ことは 稀です。しかし、現在は

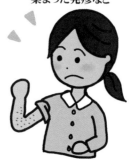

皮膚に白血病細胞が
集まった発疹など

平均寿命も延びたため、生涯で約 5％の人が ATL を発症
しています。

　症状としてリンパ節や肝臓、脾臓が腫れ、皮膚に白血病
細胞が集まった発疹が多く、他の白血病と比べて治療がう
まくいかないことが多いです。最近では、新薬の登場や骨
髄移植により治療成績も改善されつつありますが、まだま
だ課題が残っています。詳しくは、「教えて！ HTLV-1 の
こと」シリーズ 1 の『教えて！先生　ATL（成人 T 細胞白
血病）のこと』（宇都宮與著）をご参照ください。

HTLV-1 関連脊髄症（HAM）はどんな病気 ？

　HTLV-1 関連脊髄症は、HAM「はむ」と呼び、HTLV-1-
Associated Myelopathy の略です。HTLV-1 が ATL を引き
起こすだけでなく、進行する麻痺を起こすことを 1985 年

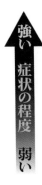
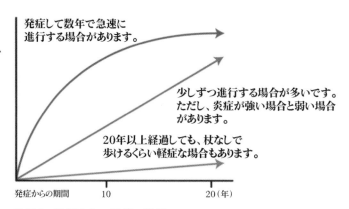

強い

症状の程度

弱い

発症して数年で急速に
進行する場合があります。

少しずつ進行する場合が多いです。
ただし、炎症が強い場合と弱い場合
があります。

20年以上経過しても、杖なしで
歩けるくらい軽症な場合もあります。

発症からの期間　　10　　　　　20（年）

HAMの発症からの症状の進行

HTLV-1情報サービスより転載　http://www.htlv1joho.org/general/general_ham.html

に納光弘先生が、HTLV-1 関連脊髄症（HAM）として報告
しました [4]。

　HTLV-1 キャリアのうち、ATL を発症する確率よりは低
く、生涯において 0.4％程度の人が発症すると考えられて
います [5]。病気になった人の
年齢の中央値は 40 代後半です
が、2 歳から 60 歳以上と幅広
い年齢で発症します。

　症状は、下肢のツッパリ感
や歩行時の足のもつれなどの
歩行障害、頻尿や便秘などの
膀胱直腸障害などが起こりま

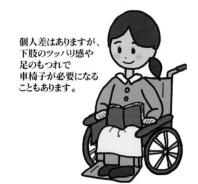

個人差はありますが、
下肢のツッパリ感や
足のもつれで
車椅子が必要になる
こともあります。

す。多くはゆっくりと進行し、悪くなっていきますが、中には急に進行する人もいて、個人差が大きな病気です。

　現時点で有効な治療薬はなく、治療の方針は病気の進行を遅らせることに重点が置かれています。2009年には国の指定難病に指定されました。詳しくは、「教えて！HTLV-1のこと　シリーズ2」の『教えて！先生　HAM（HTLV-1関連脊髄症）のこと』（松崎敏男著）をご参照ください。

HTLV-1ウイルスにはどうやって感染するの？

　HTLV-1の感染は、HTLV-1に感染した生きた細胞（T細胞リンパ球）が体の中に入ってくることで起こります。他のウイルスと比べた場合、たとえば、新型コロナウイルスは、ウイルスが咳などで体の外に出たものを、吸い込んだりして感染します。また、B型肝炎ウイルスは、血液の中や、涙、汗など体から出る体液の中にウイルスがいて、傷などから入ると感染します。しかし、HTLV-1は人の体の中の血球成分のリンパ球の中にいて、血液の液体の部分（血漿）には、ほぼいません。このため、体の中に入りにくく、新型コロナウイルスやB型肝炎ウイルスよりは感染しにくいウイルスです。感染したリンパ球が、体の中に入ってきて自分の感染していないリンパ球と直接接触することで、ウイルスがリンパ球の中に入ってきて感染します。

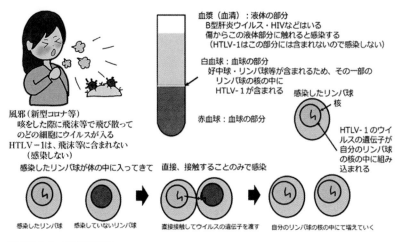

血漿（血清）：液体の部分
　B型肝炎ウイルス・HIVなどはいる
　傷からこの液体部分に触れると感染する
　（HTLV-1はこの部分には含まれないので感染しない）

白血球：血球の部分
　好中球・リンパ球等が含まれるため、その一部の
　リンパ球の核の中に
　HTLV-1が含まれる

赤血球：血球の部分

感染したリンパ球
核
HTLV−1のウイルスの遺伝子が自分のリンパ球の核の中に組み込まれる

風邪（新型コロナ等）
咳をした際に飛沫等で飛び散って
のどの細胞にウイルスが入る
HTLV-1は、飛沫等に含まれない
（感染しない）

感染したリンパ球が体の中に入ってきて　　直接、接触することのみで感染

感染したリンパ球　　感染していないリンパ球　　直接接触してウイルスの遺伝子を渡す　　自分のリンパ球の核の中にて増えていく

HTLV-1 の感染経路

　HTLV-1 ウイルスの感染経路は、主に 3 つと考えられています。①母から子への感染（垂直感染といいます）、②性行為による感染（主に男性から女性へ）、③輸血や臓器移植による感染（②③を水平感染といいます）です。キャリアとなった可能性はこの順に多く、母から子への感染が主な経路と考えられています。これら 3 経路が最も考えられますが、どの経路にも当てはまらないケースも経験しています。

① 母子感染

　母から子への感染は、母乳を介した感染経路が主になり

ます。母乳は、子どものために血液の有効な部分を濃縮してつくられるので、4〜5倍ほどリンパ球が多く含まれています。キャリア妊婦さんの血液には、1ml あたりおよそ10個の感染リンパ球があります。母乳にはその4〜5倍の、1ml あたり40〜50個の感染リンパ球があります。さらに、初乳は免疫成分を多く含むので、1ml 当たり200個ほど含まれています。消化管の粘膜からリンパ球が子の体内に入ることで感染すると考えられています。母乳を約1年あげることで、約20％の子への感染が起こるとされています [5]。一方で、母乳を一切あげずに完全人工栄養で

母乳中のリンパ球は乳児の免疫のために有益なので多く存在する
妊婦の血液中のＨＴＬＶ-1陽性リンパ球は約200個に1個
(1ml中に約10個) 含まれる

初乳：血液中の約20倍
200個/ml

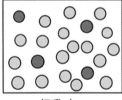

初乳中

イメージ図

母乳：血液中の4〜5倍
40〜50個/ml

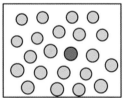

母乳中

1年間での母乳摂取量は、約300リットル。
300,000(ml)×5(倍)×10(個/ml)
1500万個感染リンパ球を飲んで
約20％の感染率と言われている。

育てた場合でも約3%の子に感染が起こるとされています[6,7,8]。こちらは、子宮の中で胎盤を介して感染したリンパ球と触れることで生まれる前に感染していると考えられています。そのため、母から子への感染は、母乳と胎盤を介した経路が考えられています[9]。

② 性行為による感染（主に男性から女性へ）

精液中に多くのリンパ球が含まれており、感染したリンパ球によって感染が起こります。傷付いた粘膜に精液や血液のリンパ球が接触することで感染すると考えられています。一般的には膣の分泌液にはリンパ球はほぼ含まれていないため、男性から女性への感染が主な経路になります。しかし、血液もリンパ球を含むため、出血などを伴うことによっても感染するため、女性から男性に感染する率は低いですが起こりえます。女性から男性への感染も少なくな

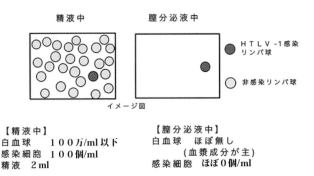

【精液中】
白血球　　１００万/ml 以下
感染細胞　１００個/ml
精液　２ml

【膣分泌液中】
白血球　ほぼ無し
　　　（血漿成分が主）
感染細胞　ほぼ０個/ml

いことも最近報告されています。男性から女性：女性から男性の比率は3：1と推定されています[10]。それを避けるために、コンドームを使用することが有効と考えられています。

③ 輸血や臓器移植による感染
　輸血の場合、1986年以降は抗体スクリーニング検査が行われていて、1998年には輸血用血液製剤に対して感染症検査が行われているので、感染の可能性はほぼありません。ただし、それ以前や緊急で日本赤十字社からの血液製剤でないものを輸血した場合には感染したリスクはあります。

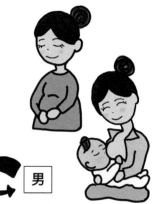

① 母から子への感染
　キャリアとなる主な感染経路
　胎盤を介して？(3%)

　母乳を介して
　1年間ほどの母乳育児（約15〜20%）
　母乳栄養法により防止できる！

② 性行為による感染
　主に男性から女性へ（3：1の割合）

　コンドームの使用で防止できる？

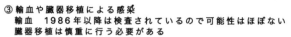

③ 輸血や臓器移植による感染
　輸血　1986年以降は検査されているので可能性はほぼない
　臓器移植は慎重に行う必要がある

また、HTLV-1 キャリアからの臓器移植で、キャリアとなることも報告されています。キャリア妊婦さんの中には、小児期の心臓手術による輸血での感染が疑われる例もありました。また、HTLV-1 キャリアから提供を受けた腎臓移植でキャリアとなり、早期に HAM を発症した事例も報告されています [11]。

HTLV-1 の母子感染対策の歴史

　1985 年に母乳を介した感染が証明されて以来、HTLV-1 流行地域に始まった母子感染対策は全国へと広がっていきました。HTLV-1 の母子感染対策の歴史を 3 つのパートにわけて、ご紹介します。

① 流行地などでの母子感染対策 (1985 年〜)

　1987 年に、長崎県では ATL ウイルス母子感染防止研究協力事業（ATL Prevention Program Nagasaki：APP）を開始して、原則完全人工栄養法を行いました [12]。鹿児島県でも 1985 年に鹿児島大学と共同研究を開始して、その結果で短期母乳栄養法と完全人工栄養法のいずれかを選択するかたちで母子感染対策を行い、1997 年から鹿児島 ATL 制圧 10 カ年計画を実施してきました [13]。また、奈良県立医科大学で凍結解凍母乳栄養法が開発されました [14]。

しかし、1991 年に厚生省心身障害研究重松班 [5] でキャリア率の高い地域でのみの対策で十分であり、全国一律の検査や対策は必要ないと提言されたため、全国的な対策はとられることはなく、流行地である長崎県や鹿児島県で対策が行われ続けました。

② 全国的な母子感染対策（2010 年〜）

しかし、2009 年の厚生労働科学研究山口班報告 [15] で、HTLV-1 キャリアが全国に拡散していることが明らかになりました。NPO 法人「日本から HTLV ウイルスをなくす会（現：スマイルリボン）」などの患者団体や学術分野からの働きかけもあり、2010 年 9 月に菅直人内閣総理大臣の指示により HTLV-1 の感染と起因する疾患群への対策に総合的に取り組むための「HTLV-1 特命チーム」が設けられ、2010 年から「HTLV-1 総合対策」が開始されました。

その一環として、母子感染対策では、全国で妊婦の抗HTLV-1 抗体検査が公費負担で実施されるようになりました。全国的なマニュアルとして、2011 年に斎藤滋先生による「医師向け手引き」[6] および森内博幸先生による「保健指導マニュアル」[7] が作成されました。

完全人工栄養法、短期母乳栄養法、凍結解凍母乳栄養法の 3 つの方法のメリット・デメリットを詳しく説明し、母親に選択してもらうことになりました。同時に、エビデン

スの確立のため厚生労働科学研究板橋班で、世界的にも初めてのコホート研究（疾病要因ごとのグループを作り、グループごとに対象疾病発生率を算出し、要因と疾患発症の関連性を調べる研究）が開始されました。

③ 母子感染対策の確立（2011 年〜 2022 年）

　厚生労働科学研究班（研究代表者・板橋家頭夫）でのコホート研究の成果が出ていないにも関わらず、短期母乳栄養法と凍結解凍母乳栄養法のエビデンスが不足しているということで、2017 年に「HTLV-1 母子感染予防対策マニュアル」が作成されました [8]。このマニュアルでは、完全人工栄養法を原則として、「母親が母乳を与えることを強く希望する場合」に限り、選択肢として短期母乳栄養法を考慮することになっていました。短期間での変更のため、説明する産科医療機関、また、前の妊娠時と説明が異なることもあり混乱が生じました。

　しかし、板橋班でのコホート研究での短期母乳栄養法を選択しても完全人工栄養法と感染率に差はなかった結果 [16,17] をうけて、2022 年に内丸班でマニュアル改訂を行いました [18]。大きな変更点として、短期母乳栄養は 90 日未満で完全人工栄養に移行することで、完全人工栄養とともに選択肢として含めることになりました。

第2章　検査でHTLV-1感染の可能性があるといわれたら

　HTLV-1総合対策によって、2011年から全国で妊婦健診時にHTLV-1抗体検査が実施されることになりました。妊娠30週頃までを目安に行われています。原則公費負担（無料）で受けられ、専門職による相談指導も実施することになっています。

　また、母親がキャリアであった場合、母子感染予防の確認のため、中学生以下の抗体検査は小児科医療機関において保険診療で実施できます。住んでいる都道府県によって、かかりつけ小児科診療所でできるところと、特定の小児科医療機関に集約されているところがあります。かかりつけの医療機関に相談してみてください。

　妊婦以外の方でも、症状があって親戚等にキャリアの方や病気の方がいるなど疑わしい場合には、医療機関に連絡すれば、病気の診断のために保険診療で検査ができます。症状がない場合でも検査はできますが、病気の可能性が低い場合には、自費診療になるので金銭的負担が高くなります。

　また、鹿児島県などは、高校生以上は保健所で検査・相

談について無料で実施していますのでご確認ください。他の都道府県でも保健所で実施していることがありますので、保健所にご相談してください。

　実際に検査をする前には、陽性であることがわかったときにメリットがあるかどうか、判断してから検査したほうがよいという意見もあります。「なぜ HTLV-1 の検査をしたのだろう？ こんなことならしない方がよかった」と感じる人もいるからです。「将来、血液のがんである ATL や HAM などを発症するかもしれない」「子どもに感染させるかもしれない」といった心配が増えることで、精神的な負担がかかってしまうので、そのように思われるのも仕方がないと思います。

　がんの発症と関係するウイルスは他にもありますが、すべてのウイルスに対して検査をしているわけではありません。たとえば、上咽頭がんと関連するエプスタインバーウイルス（EBV）や、子宮頸がんを引き起こすヒトパピローマウイルス（HPV）については抗体検査を行っていません。

　では、なぜ EBV や HPV の抗体検査はしないのに HTLV-1 は妊婦さん全員にしているのでしょうか？ それは、HTLV-1 は妊婦さんがキャリアであることを知ることで、子どもへの母乳を介した感染を防ぐ方法をお伝えすることができるからです。B 型肝炎ウイルス（HBV）も子どもへの感染を防ぐ方法があるので妊娠中に検査しています。

また、いろいろな病気の発症に遺伝的素因（感受性遺伝子）が関係していることも最近の遺伝子研究の進歩によりわかってきています。しかしながら、うまく有効活用できる環境にはなく、将来発症する可能性や子供に遺伝することを知るデメリットが多いため、一般的に遺伝子検査は行われていません。人により病気の発症リスクは異なりますし、あるリスクが高い人も別のリスクは低いなど人さまざまです。HTLV-1 では、母乳を介した次の世代の感染を防ぐ方法をお伝えするために、検査を行っているのです。

　将来発症するかもしれない不安を与える負担をおかけして申し訳ありませんが、子どもへの感染を減らせるチャンスをいかしていきましょう。

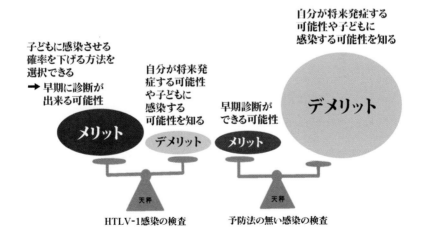

さて、いざ妊婦健診で抗体検査を受けて、「感染しているかも」といわれたら、びっくりしてしまいますよね。しかし、このスクリーニング検査（PA 法、CLEIA 法、CLIA 法）で、陽性となっただけでは、感染しているとはいい切れません。以下に妊婦健診での検査の流れを示します[18]。

　たとえば、鹿児島県においては 2018 年（令和元年度）の検査状況は、初めてスクリーニング抗体検査が陽性になった 69 人のうち、確認検査をしたところ、LIA 法では 47 人

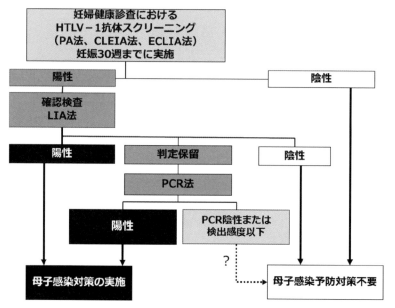

平成28年度厚生労働行政推進調査事業費補助金・成育疾患克服等次世代育成基盤研究事業
HTLV-1母子感染予防に関する研究：HTLV-1抗体陽性妊婦からの出生児のコホート研究
HTLV-1母子感染予防対策マニュアル（研究代表者　板橋家頭夫）より改変

が陽性でした。スクリーニング抗体検査が陽性であっても約3割の人が感染していなかったと判断されました [19]。

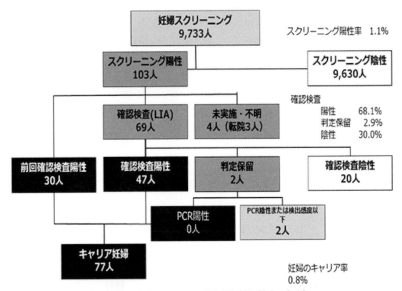

鹿児島県における妊婦へのHTLV-1検査実施状況（令和元年度）
令和3年度鹿児島県HTLV-1対策協議会 会議資料より作図

　キャリアが少ない非流行地域では、このスクリーニング抗体検査が陽性でも、確認検査が陰性となる割合は高くなります。非流行地域では、7割以上が陰性であったこともありますので、しっかり確認検査の結果をみて判断しましょう [8]。
　検査の限界で、「陽性：感染している」とも「陰性：感

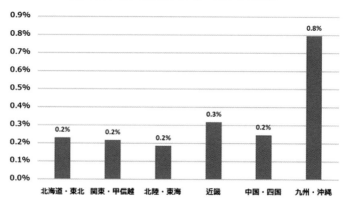

妊婦のHTLV-1抗体スクリーニング陽性率

平成28年度厚生労働行政推進調査事業費補助金・成育疾患克服等次世代育成基盤研究事業
HTLV-1母子感染予防に関する研究：HTLV-1抗体陽性妊婦からの出生児のコホート研究
HTLV-1母子感染予防対策マニュアル（研究代表者　板橋家頭夫）より作図

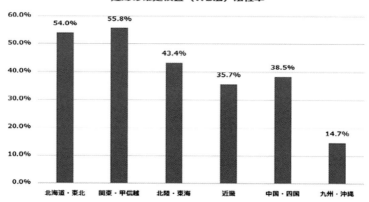

妊婦の確定検査（WB法）陰性率

平成28年度厚生労働行政推進調査事業費補助金・成育疾患克服等次世代育成基盤研究事業
HTLV-1母子感染予防に関する研究：HTLV-1抗体陽性妊婦からの出生児のコホート研究
HTLV-1母子感染予防対策マニュアル（研究代表者　板橋家頭夫）より作図

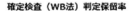

確定検査（WB法）判定保留率

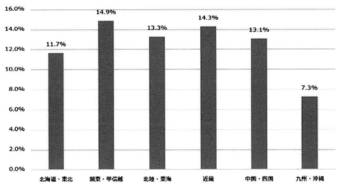

平成28年度厚生労働行政推進調査事業費補助金・成育疾患克服等次世代育成基盤研究事業
HTLV-1母子感染予防に関する研究：HTLV-1抗体陽性妊婦からの出生児のコホート研究
HTLV-1母子感染予防対策マニュアル（研究代表者　板橋家頭夫）より作図

染していない」とも言えないものを「判定保留」としています。この「判定保留」となる確率もキャリアが少ない地域では高くなります [8]。

　妊婦健診の HTLV-1 検査が全国的に導入された 2010 年には、確認検査としてウエスタンブロット法（WB 法）を用いていました。しかし、キャリアが少ない地域では約 2 割の方が「判定保留」となってしまうことが課題でした。現在は、検査法が改善され、2017 年からラインブロット（LIA）法が行われていて「判定保留」となる方は少なくなることが期待されています。

　それでも「判定保留」の方はいらっしゃいます。その場合、感染しているのか？していないのか？すっきりしな

いですよね。2016年から「判定保留」であった妊婦さんに限りPCR法が保険適応で実施できるようになりました。PCR法で陽性であればキャリアと判断されます [18]。

　PCR検査で「陰性もしくは検出感度以下」といわれてしまうこともあります。「陰性」だったのに、感染していないとはっきりいってもらえず困りますよね。ただ、検査の限界でいい切ることができないので申し訳ありません。体の中のHTLV-1ウイルスの量（proviral load（%））は個

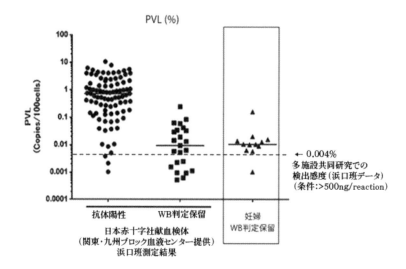

妊婦WB判定保留者PVL（%）

平成28年度厚生労働行政推進調査事業費補助金・成育疾患克服等次世代育成基礎研究事業
HTLV-1母子感染予防に関する研究:HTLV-1抗体陽性妊婦からの出生児のコホート研究
HTLV-1母子感染予防対策マニュアル（研究代表者　板橋家頭夫）より

人差があって、確認検査「判定保留」で PCR 陽性となった方は、確認検査で「陽性」であった方に比べて HTLV-1 ウイルスの量が少なかったとされています [8]。そのため、たまたま採血した中にウイルスが含まれていない可能性もあり、「検出感度以下」という表現になってしまいます。ウイルス量が少ない場合には母乳を介した感染は少ないと予測されます。現段階では、母子感染対策をしなくてもよいのではと考えられています。しかし、私の経験で 1 例しかないですが、PCR 検査で陰性なのに母子感染してしまった例もありました。母子感染のリスクが低くなるかどうかについては症例数も少なく、結論を出すことができないでいます。

　私自身も悩んでいて答えをもっていませんが、ご相談は受けることができます。困った時にはご相談ください。連絡先は、メールアドレス neromekufm@gmail.com がつながりやすいです。

第3章　HTLV-1 キャリアといわれたら

　体の中（主に白血球の中のリンパ球であるT細胞）に
ウイルスがいる状態をキャリアといいます。ウイルスの遺
伝子を私たちのゲノム（DNA情報の全体）の中に逆転写
酵素というもので組み込んでいます。そのため、風邪のウ
イルスのように、感染した後に体の中からなくすというこ
とが難しいので、キャリアの状態は一生続くということ
になります。体の中にウイルスがいるといっても風邪のよ
うに症状はなく、キャリアの約95％の人は生涯なにも症

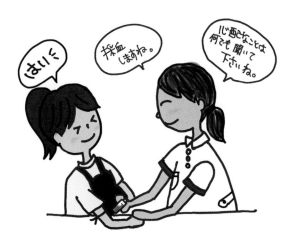

状がなく過ごします。これらの人を無症候性キャリアといいます。キャリアといっても発症しなければ、他の人と健康状態は変わりありません。

　体の中にウイルスがいる、と伝えると「自分が不潔になってしまった」と思う人もいました。HTLV-1 ウイルスが私たちのゲノム（遺伝子を含む DNA の集まり）の中に組み込まれているとお話ししましたが、実は私たちの体にはそれ以外のウイルスも常に入り込んでいます。私たちのゲノムのうち約 1 割は、ウイルスがこれまで入り込んできたものではないかといわれています。

　また、遺伝子だけでなくウイルス自体も体の中に存在します。たとえば、帯状疱疹（鹿児島方言で「タイ」、他の地域ではツツラゴ、タンガサなど）が出る人もいると思いますが、帯状疱疹はその時にウイルスに感染して病気になるのではありません。昔、水ぼうそうに罹ったときのウイルスが体の中（神経節）に潜んでいて、体調が悪くなると暴れ出しているのです。ばい菌と呼ばれたりする細菌も、昔は悪さをするだけだと考えられていましたが、現在では腸内フローラ（腸内細菌叢）として私たちと共存し、互いに影響を与え合っていることがわかってきました。最近、盛んに「腸活」という言葉を聞きませんか？　今まで、ヨーグルトやヤクルトなどが体によいといわれながら、証明できていなかったことが、最近の科学の進歩で明らかになり

つつあります。

　私たちの体の中にはウイルスや細菌がいるのが普通であり、ウイルスが体の中にいても特殊ではありません。

　キャリアは九州・沖縄など西日本を中心に日本海流・対馬海流の流れる沿岸地域（高知、紀伊半島、三陸沿岸、対馬、隠岐など）に多く存在していました。海流を利用して南から移動してきた私たちの祖先が持っていたものと考えられています。当時は平均寿命が短かったため、ATLやHAMなどを発症する人は少ないけれども、ウイルスの感染は広がったと思われます。また、その祖先の一部は、HTLV-1ウイルスの感染状況からベーリング海峡を渡って

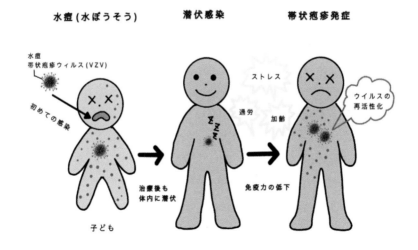

遠くは南アメリカまで到達したようで [20]、世界中にキャリアが存在する地域があります。

　現在、日本全国では約 100 万人のキャリアがいると推定されています。九州など流行地でのキャリア数は減少傾向にありますが、日本の高度成長期の集団就職などの人々の移動とともに東京や大阪、名古屋など大都市部で増えている傾向があります [15]。そのため、2010 年よりHTLV-1 総合対策として全国的な取り組みが開始されています。

　しかしながら、同じキャリアの人を身近で探そうとしても見つからないという声をよく耳にします。検査をする機会が少なく、実際にキャリアだと知っている人が少ないため、見つかりづらいのだと思われます。ATL や HAM を発症すると HTLV-1 の検査を行いますが、職場健診や特定健診などでは検査しません。現在、病気でない場合に検査をするのは、母子感染を予防するために妊婦さんと、輸血の安全性を確保するために献血をした場合くらいです。2011 年から全国で妊婦さんの検査が実施されて、年間2000 人くらいの方がキャリアとわかっています。経産婦さんもいるので実際にはもっと少ないと考えられます。献血では、2020 年度の日本赤十字社の血液事業年度報から初回献血者数が約 25 万人なので、0.2 ～ 1%くらいのキャリア率とすると年間 500 ～ 2500 人くらいがキャリアとわ

かることになります。合わせても 5000 人にもならない上
に、多くの人が知らないため関心が低く、キャリアの人が
いるのに気が付かない、存在が見えないということになり
がちです。

　現在、日本全体での妊婦さんのキャリア率は 0.2％とい
われています。2020 年の出生数が約 84 万人だったので、
年間 1700 人のキャリアの妊婦さんから出生することにな
ります。流行地といわれる鹿児島県では対策前の 1980 年
代は妊婦さんの約 5％が陽性でしたが、現在 1％を切って
います。長崎県でも同様に 1％を切っています [13]。長崎
[12] と鹿児島での減少は母子感染対策を行った成果といい
たいところですが、そうとはいい切れません。対策を行っ
た世代が妊婦さんになるのは、現在の平均初産年齢は 30

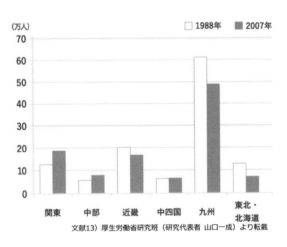

文献13）厚生労働省研究班（研究代表者 山口一成）より転載

歳なので、対策が行われた年（長崎 1987 年、鹿児島 1997 年）から換算すると、長崎 2017 年、鹿児島 2027 年くらいから明らかになると考えられるからです。

　現在の減少は、1960 － 70 年代の母乳離れの影響が大き

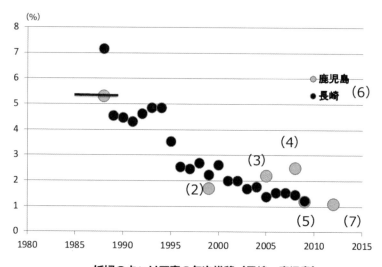

妊婦のキャリア率の年次推移（長崎・鹿児島）

(1)　Oki T,Yoshinaga M,Otsuka H,wt al. A Sero-Epidemiological Study on Mother-to-Child Transmission of HTLV-1 in Southern Kyushu, Japan. Asia-Oceania J. Obstet. Gynaecol.18:371-377,1992
(2)　平成 11 年度鹿児島県 ATL 調査結果報告　日母だよりかごしま第 23 号　平成 12 年 12 月 20 日発行
(3)　鹿児島 ATL 制圧 10 カ年計画報告書　平成 18 年 12 月鹿児島県 ATL 制圧委員会　鹿児島県保健福祉部
(4)　吉永光裕．厚生労働科学研究費補助金分担研究報告書 分担課題：鹿児島県における妊婦の HTLV-1 抗体検査の結果について
(5)　HTLV-1 感染防止マニュアル　平成 22 年 3 月鹿児島県保健福祉部健康増進課
(6)　Hino S. Estblishment of the milk-borne transmission as a key factor for the peculiar endemicity of human Tlymphotropic virus tyape 1(HTLV-1): the ATL Prevention Program Nagasaki. Proc Jpn Acad Ser B Phys Biol Sci. 87:152-66.2011
(7)　Nerome Y,Kojyo K,Ninomiya Y,Ishida T.,et al Pediatr Int. 56:640~643,2014

いと考えられています。長崎では、対策が行われた年以降の出生妊婦さんの陽性率が低下しているのが確認されつつあります。

　かつてキャリアの数が多かった鹿児島であっても、妊婦さんのキャリア率が1％を切り、経験が少ない医療者が増えてきています。一定の説明はしてもらえるものの、さらに詳しい質問をしても答えられない場合もあります。鹿児島県内で厚労省研究班の調査でお世話になった産婦人科

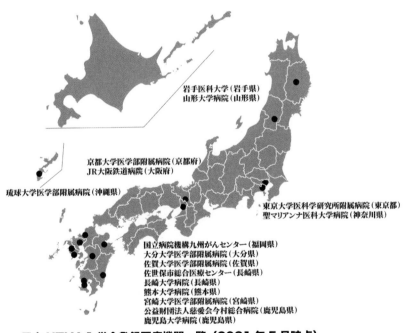

岩手医科大学（岩手県）
山形大学病院（山形県）

京都大学医学部附属病院（京都府）
JR大阪鉄道病院（大阪府）

琉球大学医学部附属病院（沖縄県）

東京大学医科学研究所附属病院（東京都）
聖マリアンナ医科大学病院（神奈川県）

国立病院機構九州がんセンター（福岡県）
大分大学医学部附属病院（大分県）
佐賀大学医学部附属病院（佐賀県）
佐世保市総合医療センター（長崎県）
長崎大学病院（長崎県）
熊本大学病院（熊本県）
宮崎大学医学部附属病院（宮崎県）
公益財団法人慈愛会今村総合病院（鹿児島県）
鹿児島大学病院（鹿児島県）

日本HTLV-1学会登録医療機関一覧（2021年5月時点）

に、私自身が出向いて妊婦さんの相談にのることもありました。キャリアの少ない地域では、このウイルスに詳しい医療者を探すことはさらに大変です。妊婦健診で感染がわかった後に相談を希望した母親のうち、約半数が他の医療施設に相談に行っており、その大半が血液内科だったとされています。そのため、日本 HTLV-1 学会では登録医療機関制度を設けて、HTLV-1 に関連した相談対応が可能な施設を認定して公開していますので、参考にしてください。また、Q25（p87）のネットでの情報サイトも参考になると思います。

日本 HTLV-1 学会　http://htlv.umin.jp/

　これまでは遠隔地など物理的な限界がありましたが、新型コロナ流行で情報通信技術が普及し、一般の方でも Zoom などのツールを活用できるようになりました。まだ、研究の段階ですが、かかられている産婦人科の先生の紹介協力のもとに、私が Zoom で相談を受けています。困ったときにはご相談ください。連絡先は、メールアドレス neromekufm@gmail.com がつながりやすいです。

第4章　母子感染を予防しましょう
―栄養法の選択のこと―

　母から子への感染は、母乳と胎盤を介した経路が考えられています。1985年に日野茂男先生が母乳を介した感染の成立を証明して[21]、母子感染対策のきっかけをつくりました。完全人工栄養法、短期母乳栄養法、凍結解凍母乳栄養法が試みられました。現在、母乳を介した感染を防ぐために、国のマニュアル[19]では、完全人工栄養法、短期母乳栄養法が選択肢としてあげられています。しかし、残念ながら、胎盤を介した感染経路と考えられている約3％の子への感染は防ぐことができません。

　妊婦さんから、「子どもが、おなかの中でHTLV-1にすでに感染しているかどうかわからないのでしょうか。すでに感染しているのであれば、母乳で育てたいです」と質問されたことがあります。実際に母から子への感染について、よく理解された上での当然の質問だと思います。

　答えは、「残念ながら現在の医学ではわからない」です。もちろん、早期に感染を発見できないかを研究していたのですが、産まれたときの胎盤の血液（子どもの血液）をPCR検査（最も精度の高い検査）してウイルスを検出し

なかった人が完全人工栄養法で育てたけれど母子感染して
しまった症例や、PCR検査でウイルスを検出したのに母
子感染がなかった症例もあります。そのため、産まれたば
かりの赤ちゃんを血液検査しても、おなかの中で感染した
かどうかは判断できないということがわかっています。

　赤ちゃんはお母さんから胎盤を通じていろいろな病気と
闘うもの（抗体）をもらいます。これを移行抗体といいま
す。一般的に、「赤ちゃんは、半年間は風邪にかからない」
といわれるのは、この移行抗体によって守られているから
です。HTLV-1の抗体も移行します。この抗体は人によっ
て異なりますが、半年くらい有効です。なので、産まれて
すぐに赤ちゃんに抗体検査をしても、移行抗体に反応して
陽性になってしまいますね。このように、産まれてすぐに
は子どもが感染したかどうかはわからないため、感染して
いないものとして、栄養法を工夫して誕生以降の母子感染
を防ぐしか方法はないのです。

　完全人工栄養法、短期母乳栄養法のどちらの方法を選択
しても、母から子への感染率は約3％です。これは、胎盤
を介した感染経路とほぼ同じなため、どちらの栄養法でも
感染は防げると考えられています。

　ただし、完全人工栄養法、短期母乳栄養法のそれぞれに、
メリット・デメリットがあるので、じっくりと考えて選択
してください。その答えは、それぞれの価値観で変わって

きますが、皆さんがよく考えて子どものためを思って選ん
だ方法が正解です。
　では、それぞれのメリット・デメリットを挙げていきま
す [22]。

栄養方法	完全人工栄養	短期母乳栄養（90日未満）
母子感染予防効果	母乳を介した母子感染を予防するためには最も確実な方法（母子感染率約3%）	完全人工栄養と比較して明らかな差がない 達成できる環境では母子感染予防対策として推奨できる
メリット	最も確実である	母乳のメリットをある程度得ることができる 直接授乳が可能
デメリット	完全人工栄養購入費がかかる（約10万円） 母乳のメリットが得られない 直接授乳ができない	90日未満しか与えることができない 完全人工栄養に90日未満で移行完了するのに困難がある 助産師等の支援が必要である

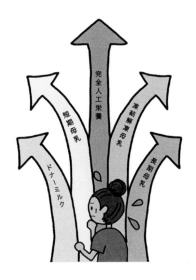

①完全人工栄養法とは

　ミルク（人工栄養）だけで育てる方法です。出産後、母乳ができるようになっているため、お乳が張るなどトラブルが起きることがあります。出産後2日以内に母乳をつくるのを抑える薬を飲むことで、そのトラブルを減らすことができます。薬を飲むと授乳はできなくなるので、それ以降は栄養法を変更するのは難しくなります。また、薬を飲んでいても、おっぱいを動かしたり、乳首に刺激を与えたりすると母乳が出てしまうこともあるので、お子さんに乳首をくわえさせることは避けてください。

　メリットとして、母乳をあげず人工栄養で育てるので母乳を介した感染経路を完全に防ぐことができます。これまでの多くの研究で積み重ねられてきて、症例数も多く、確実な感染予防方法です。完全人工栄養法を選択したほとんどの母親は、最後まで続けることができています。

　デメリットとしては、母乳の利点が得られない、費用がかかることが挙げられます。母乳の利点は多くありますが、たとえば母乳に含まれる免疫については、感染症予防は予防接種で補うことができると考えられます。費用はミルク購入に約10万円かかると予想されます。また、直接的なデメリットではありませんが、完全人工栄養では授乳

を行いませんので、キャリアであることを知らない周囲の人から「母乳が出ないの？」「なぜ母乳じゃないの？」などの声かけがありがちです。声をかけてくれる方に悪気はなく、善意からだけにやっかいです。多くの母親が周囲の理解がなくて困った、傷付いたと話されていました [23]。「完全人工栄養法を選択したのに母親学級で授乳指導があった」「出産後に授乳する方と同室でつらかった」と話される方もいらっしゃいました。そういうときは、産婦人科のスタッフに相談してもよいでしょう。

　近親者のどこまでにキャリアであることを伝えるかも決めておいたほうがよいと思います。ただ、これは相手との関係性によるので、一概にどこまで話すのがよいのかはわかりません。赤ちゃんが産まれるとよく会うことになる義父母にも伝えていないと、会うたびに「母乳出ないの？」などと言われるのがストレスになりがちです。パートナーなど、支えになってくれる人に伝え、そのストレスを話すことができるとだいぶ楽になると思います。妊娠中では難しくても、徐々に関係性を築きながら伝えられるようになるとよいですね。

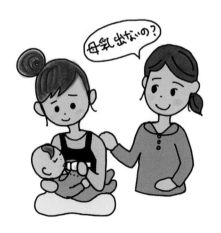

一番は、社会すべての人が HTLV-1 キャリアに限らず、さまざまな事情で母乳育児をしない選択をする人がいることを認めるようになってくれればよいのですが、なかなか難しいのが現状です。

　HTLV-1 キャリアであることを伝えなくても、医療者と相談して「医師から母乳をあげるのを止められた」と伝えてもよいかもしれません。また、多くの妊婦向けの本やネットなどの情報では、母乳育児が推奨されているので、目にすると落ち着かない気持ちになるかもしれません。母乳で育てないと母子の絆がうまくできないということもいわれますが、母乳をあげることが大事なのではありません。おっぱいをくわえさせても、目も見ずに事務的にあげているだけでは母子の絆は形成されません。哺乳瓶でも赤ちゃんの目をしっかりみて声かけをしながら抱っこすることが、母子の絆の形成には大事です。子どもに感染させないために確実な方法を選択したことは、あなたの子どもにとって価値があるものです。自信を持ってください。

②短期母乳栄養法とは

　短期間母乳をあげて、90 日未満で完全人工栄養法に移行する方法です。

　メリットとして、先ほどとは逆に短期間ではあります

が、母乳の利点が得られ、その間手間がかからないということがあげられます。直接的なメリットではありませんが、子どもとテレビを見ていた時に授乳シーンがあり、「僕もお母さんのおっぱいを飲んだ？」と聞かれて、短かったけど「あげたよ」と答えられてよかったと話された母親もいました。

デメリットとしては、移行後は、完全人工栄養法と同じように、キャリアであることを知らない人から「母乳出ないの？」などの声かけがありがちです。完全人工栄養法と同じように近親者のどこまでにキャリアであることを伝えるかを決めておいたほうがよいと思います。前の「完全人工栄養法とは」のところも参考にしてください。

短期母乳栄養法で一番大変なことは、90日未満で完全人工栄養法に移行を完了する（母乳をやめる）ことです。初乳だけあげる、急に母乳をやめるのが大変そうだからミルクと混合で育てる、90日目にスパッとやめるなど、いろいろな方法があると思います。出産後、90日目を計算して、その日までに完了できるようにしましょう。

短期母乳栄養法

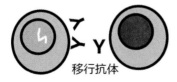

移行抗体

母からの移行抗体で防いでいる？
90日未満で飲む絶対量が少ない？
（1年間あげた場合の約1/5）

母乳をあげることをやめることができず、長期母乳になることは避けてほしいと思います。90日を超えても母乳をあげ続けると、母子感染が起こりやすくなります。以前の調査で、180日（6カ月）まで母乳をあげていたら6〜8%に感染率が上がることがわかっています。また、おなかの中で胎盤を通じて感染していた可能性があるのにもかかわらず、自分が母乳を止めなかったために感染してしまったのだと、自分を責めてしまうことにもつながりかねません。もちろん、途中で自分が母乳をあげることを重要と考えて、自ら選択して変更することを否定するものではありません。

　これまでの経験からみても、いうのは簡単ですが、ひとりで移行を行うのは、かなり大変です [23]。

　鹿児島県でも、HTLV-1母子感染対策開始当時は、4人に1人は切り替えがうまくいかず長期母乳栄養になってしまったのではないか、というデータがあります。母乳から完全人工栄養法に切り替える際には、パートナーを始め、他の人の協力があったほうが困難を解消しやすいものです。自分でおっぱいの対応をしながら子どもの世話をするよりも、一人で悩まずに、パートナーや自分の母親など近親者に子どもの世

話をお願いしたり、出産した産科医療機関や開業助産師、保健師さんに支援を求めたりしてみてください。

　もしも、里帰り分娩などで出産した産科施設が遠い場合には、近くの開業助産師に協力してもらうのもよいでしょう。ご自分で、地元の助産師会に連絡して紹介してもらうか、新生児訪問指導や乳児家庭全戸訪問事業（こんにちは赤ちゃん事業）で来られる保健師さんに相談して紹介してもらうこともできると思います。

　鹿児島県では、最初にしっかり説明を行い、退院後も積極的に産科医療機関などに関わってもらった結果、約95％の方が短期母乳栄養法を達成することができていました。初産で最初のときには、ほかの方と同じようにお乳が張るなど苦労があるかもしれませんが、90日という限られた授乳できる期間を大事にしていきましょう。

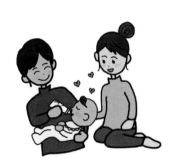

コラム：凍結母乳栄養法とは

　HTLV-1 ウイルスの感染は、感染した生きたリンパ球が体の中に入ってくることで起こります。凍結母乳栄養法は、母乳を凍らせて母乳中のリンパ球を壊すことで感染を

防ぎます。リンパ球は壊れてしまいますが、含まれる抗体など母乳のメリットの一部を得ることができます。ただし、研究で実際に行った方の例数が少なく、エビデンス（証拠）が少ないため、今回のマニュアルの選択肢には掲載されませんでした。

　この方法は短期母乳栄養法と異なり、母乳が出る限りは３カ月といわず継続することができます。ただし、p52 の表に書いているように、完全人工栄養法と同じように哺乳瓶の管理に加えて、母乳の冷凍・解凍の手間がかかります。母乳パックはネットなどでも入手でき単価は高くないものの、１日８ 〜 10 個使用するとなると、ミルクを買うのと同じくらいの費用負担になります。研究協力していただいた鹿児島県の約 300 名の中では、１名の方が実施されました。

　短期母乳栄養法を選択した妊婦さんで、90 日以降は凍結母乳栄養で育てたいと話された方もいらっしゃいました。理論的には感染を予防できると考えられますが、途中から凍結母乳栄養に変えた例数は少ないのでエビデンスがありません。また、実際には手間もかかり大変なためか、継続された方はいらっしゃいませんでした。

　凍結母乳栄養方を実施される場合には、無理のない範囲でされてください。厚生労働省のマニュアル 2017 年版 [8]

に具体的な方法が記載されていたので以下に転載します。

１、母乳パックの作り方
以下の搾乳の準備と方法を参考に搾乳してください。
① 搾乳した母乳は母乳パックまたは哺乳びんに入れます。
・１回の搾乳で１パックの母乳パックをつくります。
・母乳パックは出産した病院の売店などで販売しています。（詳細は、助産師などスタッフにお尋ねください）
② 母乳パックの内側には触れないようにしましょう。
・購入された母乳パックに書かれている説明書を参考に、手をよく洗うなど清潔に取り扱いましょう。
③ 母乳パックの表面（シール）に、搾乳した年月日と搾乳開始時間を油性マジックで記入しましょう。
④ 24 時間以上冷凍してからお使いください。"おいしさをそのまま凍らせる技術"と銘打った cell alive system（CAS）の冷凍庫の使用は避けたほうがよいという指摘もありますが、どのようなタイプの冷凍庫が効果的であるのかについての十分なデータはありません。
⑤ 冷凍庫に入れるときはジップロックやビニール袋に入れ、他の食品に触れないようにしましょう。一つ一つをラップなどで包む必要はありません。
⑥ 一度溶けてしまった母乳は再冷凍できません。解凍した母乳は冷蔵庫で保存し 24 時間以内に使用しましょう。

⑦ 凍結母乳の保存期間は 3 カ月です。温度が変わりやすいドアポケットや自動霜取り装置の側にはおかないようにしましょう。

⑧ 哺乳びんを使用するときは、哺乳びんを消毒して、清潔に扱ってください。※搾乳の仕方は、助産師などから説明を受けましょう。搾乳器を使用する方法もあります。自分にあった搾乳器を使用しましょう。

2、凍結母乳の解凍・加温方法

① 凍結した母乳の解凍は、室温で放置し自然解凍させるか、流水で解凍してください。微温湯（30 ～ 40℃）での解凍は 20 分以内で終わるようにします（微温湯につけておくのは 20 分以内）。

② 一度温めたら 4 時間以内に使い切ってください。

③ 解凍された母乳を 1 回分の授乳量に分け哺乳びんに入れます。残りは冷蔵庫に入れておき、24 時間以内に使い

栄養方法	凍結解凍母乳栄養	長期母乳栄養
母子感染予防効果	エビデンスとしては少ない （早産児に対して考慮する）	母子感染率約15～20%。 母子感染予防対策としては推奨されない
メリット	母乳のメリットをある程度得ることができる 母乳が出る限り与えることができる	母乳のメリットが得られる
デメリット	パック購入費がかかる（約10万円） 凍結解凍の手間がかかる 直接授乳ができない	感染する確率が上がる

切ります。

④　授乳前に室温（27℃くらい）まで母乳を温めます。電子レンジで加温することは避けてください。

　すべての方に共通する正しい栄養法はありませんし、さまざまな価値観があります。個人の中でも揺れ動きますので、病院に実施する栄養法を伝えた後で迷うのも当然です。一度決めた栄養法を変更することも可能です。自分で納得できる選択ができるように、自分が何を一番大事にしたいか、疑問に思うことは何かを、ぜひ産婦人科の医療者に相談してください。いつまでに決めたほうがよいかと聞かれたこともあります。「子どもさんが生まれたら、選択の変更は難しくなりますので、それまでには決定してもらっていると医療者側としては助かります」とお答えしていました。

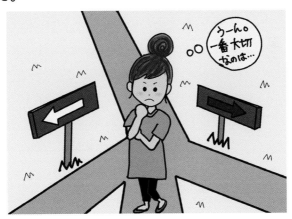

第5章　子どものためにできること

子どもが3歳になったら

　母子感染していないかどうかを調べるのに、最も早く検査ができるのはお子さんが3歳のときです。3歳時に子どもの抗体検査を行う最も大きなメリットは、母乳を介した感染を防ぐためにお母さん方が頑張った成果が確認できるということです。しっかり対策をしてもらえると97％の方が、子どもにうつさなくてよかったと安心できます。それより前に感染しているかどうか知りたいという気持ちが出てくると思いますが、残念ながら3歳以前には、わかりません。

　お母さんから、HTLV-1の抗体（移行抗体）をもらっているので、1歳くらいまでに抗体検査すると、感染していなくても陽性になってしまうことがあります。1歳を過ぎると移行抗体がなくなりますが、子ども本人が抗体をつくれるようになるまで時間がかかります。なので、HTLV-1に感染していてもHTLV-1の抗体がつくられるまで、検査をしても陰性になります。以前、研究に協力してくれた親子の子どもさん方から何回か採血して調べたところ、

HTLV-1 に感染していた子どもでも、最長で 2 歳頃までは陰性になることがわかりました。この結果から、感染していたら確実に陽性になると考えられる、3 歳以降に検査することになっています。

　3 歳より前に採血した場合、陽性でも感染していない可能性がありますし、陰性でも感染している可能性がありますので、検査するのであれば子どもの負担も考えて 3 歳以降に 1 回で判断するのがよいと思います。

　検査は、保険診療で受けられます。多くの自治体で乳幼児医療費助成制度があり、自己負担を減らすことができます。妊婦のスクリーニング検査と同様に、確認検査も受けてください。ただ、お子さんが、「知りたい」「知りたくない」の意思を確認できない年齢で検査してよいのかは、悩ましいところです。

　また、97％の方が陰性である一方で、3％の方は陽性になってしまいます。陽性と告げられたお母さん方はとてもショックを受けられると思います。しかし、疫学的にも理論的にも、すでにおなかの中で感染してしまったものと考えられ、今の私たちの科学では防ぎよ

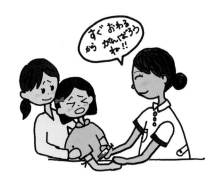

うのなかったことです。決して、お母さん方の選んだやり方が悪かったわけではありません。自分が、子どものために努力したということは大事な事実です。

　しかしながら、母乳を介する感染防止策を行なったのに、子どもに感染させてしまったお母さん方は、頭ではわかっても、心の整理が大変そうでした。「こんなことなら母乳で育てればよかった」と後悔される方もいました。たしかに、栄養法を続けることは簡単なことではなかったと思います。

　しかし、その中で最後までやり遂げたことは、子どものことを大切に考えていたことの表れであり、素晴らしいことなのです。事実として防ぎようがなかったわけで、時間をかけて納得していただければと思います。

献血ができる16歳頃になったら

　もし、子どもが感染していたとしたら何ができるでしょうか？　お子さんがHTLV-1感染のことを十分に理解できる年齢になったら、感染防止の対応が取れる情報を伝えることが大事になります。妊娠・母乳をあげる・性行為・臓器移植など特別な関係での行為以外の日常生活で他の人に感染させることはありません。男の子・女の子ともに性行為での精液や血液を介した感染予防のため、コン

ドームの使用を伝えることで大事なパートナーを守ることができます。これまで、女の子は、将来妊娠したときに初めて HTLV-1 キャリアであると知ることが多いのが現実でした。妊娠で体調がすぐれないときに、この本に記載されている多くのことを短時間で学んで選択していかなくてはなりません。先にキャリアであることを知っていれば、どのような選択肢を選ぶか考えておくことができます。しかし、周りの人の HTLV-1 に関する理解不足や偏見から、自身がキャリアであることに対し、悩んでしまうかもしれません。いつ、どのように話すかはいろいろな手段があると思います。時期としては、献血が可能になる 16 歳頃を目安に考えるのが適当かと考えています。

　親御さんから説明を行うときは、情報サイト（Q25、p87 参照）も活用し、必要であれば、医療関係者からも説明してもらえるとよいかもしれません。その際には、HTLV-1 に関連した相談対応が可能な施設（p40 で紹介した日本 HTLV-1 学会の HP）も利用できると思います。私も、親御さんから説明を受けた後の高校生に、保健師を通じてお話しする機会がありました。母子感染対策を行ったにもかかわらず感染したことは今の医療では難しく防げなかった

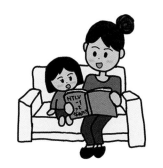

こと、今後について気を付けることなどをお話ししました。質問もしてくれてしっかり理解してもらえたようでした。

　3歳で検査をしなかった場合でも、献血が可能になる16歳頃までには、キャリアである可能性があることを伝えておいたほうがよいと考えています。

　なぜ、献血が出てくるかといいますと、献血すると1986年以降、HTLV-1抗体スクリーニング検査を行っており、現在は陽性であると希望された方には親展郵便でお知らせが届きます [24]。妊婦さんと面談している際に、妊婦健診でわかる前に、献血ですでに知っていたという方が1割程いらっしゃいました。献血の通知の際に資料が同封してあるのですが、「当時HIVと勘違いしてショックで死のうかと思った」「白血病になってもうすぐ死ぬんじゃないかと思った」「産婦人科でHTLV-1についての説明を聞いて初めてわかった」、「キスでうつったかもしれず誰に相談していいかわからなかった」と、正しく理解してもらえていないようでした。やはり、文書だけでなく口頭での説明が必要だと思います。また、ほとんどの方が、両親に相談していませんでした。

　もし、お子さんが献血をする年齢まで検査をしていなかったら、

・お母さんが HTLV-1 のキャリアであって、あなたのこと
　を考えて栄養方法を決定して実行してきたこと
・どうしても 3％の確率でおなかの中で感染してしまうこ
　とがあるので、あなたが感染しているかもしれないこと
・キャリアである場合には性行為の際にコンドームの使用
　でパートナーを守れること
・将来子どもに関して栄養法で母子感染リスクを下げるこ
　とができること
・献血をする際には希望すれば感染しているかどうかのお
　知らせがくるので、もしも陽性であった場合には相談し
　てほしいこと
を伝えてください。

　また、HTLV- 1 ウイルスについて、この本やいろいろ
なサイトなどを利用して教えてあげてください。献血でな
く本人が検査を希望する際には、医療機関で検査をしても
らうことができます。また、本人が希望しない場合には、
無理に検査しないでください。そのときには HTLV-1 だか
らではなくパートナーを守ることの情報を、他の感染症を
含め自分も相手も守るため、希望しない妊娠を防ぐため、
コンドームの使用を守るよう教えてあげてください。
　親から説明することが難しい場合は、検査をしなくて
も、医療機関で説明をしてもらうこともよいでしょう。面

談した妊婦さんの中には、結婚する前に長く付き合っていた彼氏から感染したと思われる方がいました。彼氏が配慮してくれなかったことを非常に怒っていましたので、妊婦さんだけではなく、キャリアの人も正しい知識を持ってもらい、このようなことがないようサポートしていければよいと思います。

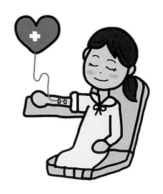

第6章　これが知りたい！　よくあるQ&A

Q1 私はキャリアではありませんが、夫がキャリアです。妊婦スクリーニング検査で陰性なので母子感染は考えなくて大丈夫ですか？

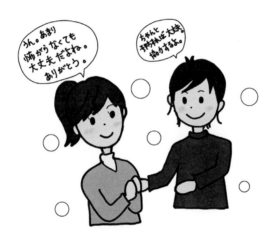

　HTLV-1 は、性行為感染があり、男性から女性に主に感染します。傷ついた粘膜に精液や血液のリンパ球が接触することで感染すると考えられています。そのため、妊娠検査後に感染してあなたがキャリアになると、母子感染する可能性があります。夫がキャリアで、3 番目の子を妊娠し

たときの検査が陽性でキャリアとなっていることがわかった方がいました [22]。2 番目の妊娠時のスクリーニング検査は陰性であったので 1 年ほど母乳哺育をしたのですが、3 歳時の母子感染の確認抗体検査で陽性となり母子感染してしまいました。妊娠中にキャリアになったのか、授乳中にキャリアになったのかはわかりません。そのため、妊娠がわかった後は、授乳が完了するまではコンドームの使用で性行為による感染を防止するのがよいかもしれません。

Q2 前の子の妊娠の時にはいわれなかったのに、今回どうしてキャリアになったの？

　HTLV-1 の妊婦さんへのスクリーニング検査は、長崎県で 1985 年、鹿児島県で 1997 年に開始されました。しかし、全国で行われるようになったのは、2011 年以降なので、それ以前に妊娠した場合には、検査は行われていませんでした。そのため、以前からキャリアであった可能性があります。前のお子さんの感染が心配な場合には検査もできます。「第 5 章　子どもが 3 歳になったら」のところをご参照ください。

　また、前の子の時に検査をしていて陰性であった場合や、献血で感染症の結果を希望されて通知がなかった場合であっても、今回の妊娠までに感染した可能性がありま

す。主な感染経路として性行為感染が考えられますが、誰から感染したのかを追跡しても防ぐことはできず、キャリアである事実は変わりません。原因探しをするよりも、子どもに感染させる可能性を減らすことに取り組んでいきましょう。

Q3 感染経路をはっきりさせるために、母や夫の検査をしたほうがよいですか？

　個人的にはお勧めしていません。現在、抗体検査を実施してキャリアであることがわかるメリットは、妊婦が母乳を介した母から子への感染予防手段を取れることです。それ以外の方にはほとんどありません。

　特に、自分の母親の検査を行ってキャリアだと診断された場合、当時はそれを知る手段もなかったのに、母親があなたに感染させてしまったと罪の意識を持ちがちです。また、ATL などの発症年齢にも近いため、不安が大きくなる可能性があります。

　母親がキャリアでなかった場合には、母子感染の可能性はありません。ATL は発症まで時間がかかるため、母子感染でなければ自分が直近で発症する可能性は減るかもしれません。しかし、発症までの期間は個人差が大きいため、安心できるとはいい切れません。

また、夫を検査し、キャリアであった場合には、知らないうちに感染させてしまった、と罪の意識を持つかもしれません。逆に母親も夫もキャリアでなかった場合には、夫以外からの性行為感染と判断されてトラブルが起きる可能性があります。実際に、長崎県ではこれが原因となり離婚という不幸な結末になってしまった事例が報告されています [26]。

Q4 自分の家族はキャリアの可能性がありますが、どうすればいいですか？

　ご家族にキャリアの疑いがあるという場合、キャリアの検査したほうがよいのかと考えるかもしれません。無症状の人がキャリアであることを知るメリットは、母乳を介する感染、もしくは性行為を介する感染を予防する手段が取れることですが、それ以外の方にはほとんどメリットはありません。Q3で記載したようなトラブルになるケースもありますので、ご家族への検査は積極的にお勧めしていません。

　また、キャリアの方の多くが、生涯病気にならないこともあり、症状がない方に対して定期的に検診するといったことは行っていません。ただし、症状が出たときには、早く診断して適切な治療を受けることが重要ですので、ご家

族に ATL や HAM を疑う症状があった際には、家族の主治医に自分がキャリアなので、家族がキャリアである可能性があることを伝えてください。ご家族が検査していなくても、適切な診断・治療が受けやすくなると思います。

Q5 他の人にうつさないようにするにはどうすればよいですか？

　HTLV-1 は、ヒト免疫不全ウイルス（HIV）や B 型肝炎ウイルス（HBV）のように、血液中にウイルス自体が存在していることは少ないこと、インフルエンザなどの風邪のウイルスなどと違ってウイルス単独で感染しにくいことから、感染力としては弱いウイルスになります。

　HTLV-1 の感染は、感染した生きたリンパ球が体の中に入ってくることで起こります。リンパ球を多く含むものは、先にあげた母乳、精液、血液などです。感染したリンパ球が傷付いた粘膜などから入って、自分のリンパ球と接触して感染します。

　そのため妊娠・母乳をあげる・性行為・臓器移植など特別な関係間での行為以外の日常生活で他の人に感染させることはありません。普通に生活してもらって大丈夫です。

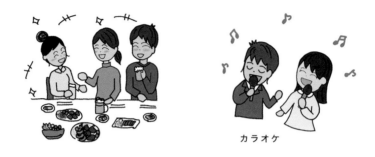

カラオケ

Q6 パートナーにうつさないようにするにはどうすればよいですか？

　性行為からの感染は、傷付いた粘膜に精液や血液のリンパ球が接触することで感染すると考えられています。研究自体が難しいのですが、過去の追跡研究では、年間男性から女性へは約 0.7 ～ 5 ％、女性から男性へは約 0.3 ～ 1 ％となっていました [10]。HTLV-1 ウイルスは、感染力としては弱いウイルスになります。

　男性から女性への感染が優位ですので、精液のリスクがあります。また、射精を伴わなくても血液が触れるリスクもありますし、腟性交や肛門性交の場合にもコンドームは有効です。HTLV-1 だからではなく、梅毒や他の性感染症を含めて自分も相手も守るため、妊娠希望がない場合にはコンドームの使用が勧められています。勿論、妊娠を希望する場合には、コンドームは使用できませんので感染する

可能性が残ります。

　しかし、先に記載した通り感染力は弱いウイルスです。また、感染したからすぐに発症するわけでなく、ATL の発症は感染して 40 年程かかるといわれています。パートナーへ感染させるのを防ぎ、また妊娠を希望しない場合には、パートナーを大事にする意味でもコンドームを使用しましょう。

Q7 パートナーにキャリアであることを伝えたほうがよいですか？

　パートナーに伝えて HTLV-1 についての知識をもってもらい、共通理解のもとで一緒に支え合って人生を歩むのが理想的です。パートナーに伝えるかどうか、あなた自身で決めてよいのです。

　ただし、将来の子どもに対して感染させないようにするという目的のための抗体検査だったのが、うまく伝わらず、ATL や HAM などの発症のリスクだけが一人歩きしてトラブルになることがあります。

　病気になるかどうかは環境要因（ウイルスの感染や食生活なども）と遺伝的素因（感受性遺伝子）のバランスで起こります。最近の遺伝子研究の進歩により遺伝的素因もわかってきていますが、知ることによりどれだけのメリット

があるか評価が難しく、遺伝子の検査はすべての人に行うものではないと考えられています。人により病気の発症リスクは異なりますし、あるリスクが高い人も別のリスクは低いなど、人さまざまです。

　自分では説明が難しい場合には、医療者などの専門家を活用して一緒に説明してもらうなどしてもらうといいでしょう。

Q8　子どもにうつさないようにするにはどうすればよいですか？

　母から子への感染は、母乳と胎盤を介した経路が考えられています。必ずしも子ども全員が感染するわけでなく、1年間母乳栄養で育てると約20％が感染すると考えられています。

　完全人工栄養で育てた場合でも、約3％の子に感染が起こるとされており、その理由として胎盤を介した感染経路が考えられています [9]。残念ながら、この経路を防ぐ方法は、動物等ではワクチンによる実験が行われていますが、人間ではまだ開発されていません。

　母乳を介した経路に関しては、母乳をあげない（完全人工栄養法：ミルクのみで育てる）、90日未満のみ母乳をあげる（短期母乳栄養法）、母乳をいったん凍らせて解凍し

完全人工栄養法

母乳をあたえないので
感染したリンパ球が体の中に入ってこない

短期母乳栄養法

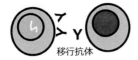

移行抗体

母からの移行抗体で防いでいる？
90日未満で飲む絶対量が少ない？
（1年間あげた場合の約1/5）

凍結解凍母乳栄養法

冷凍することでリンパ球が壊れて死ぬ
（生きたリンパ球でないと感染できない）

てあげる（凍結母乳栄養法）の栄養法が選択肢として考えられています。

　感染を防ぐための最も確実な方法は、母乳をあげない完全人工栄養法です。しかし、母乳のメリットなどもありますので、国のマニュアル[18]では、適切な支援のもと短期母乳栄養法も選択肢として挙げています。どちらかの方法を選択しても、母から子への感染率は約3％と胎盤を介した感染経路とほぼ同じなため、母乳を介した感染経路は防げると考えられています。

　一方、凍結母乳栄養法は同じように約3％になっていますが、少ない症例数で統計学的に有効性を証明できないため、国のマニュアルでは選択肢としては挙げられていませ

ん。しかし、希望する場合には医療関係者も支援することになっています。「第4章　母子感染を予防しましょう（p41）」も参照してください。

Q9 母からの感染かと思いますが、「兄弟にも家族にもいないから他からうつったのではないか」といわれます

　妊婦健診で HTLV-1 抗体スクリーニング検査を実施するようになったのは、全国では 2011 年からです。そのため、それ以前に妊娠出産した母親は検査をしていません。先進的に HTLV-1 対策に取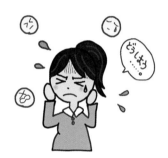り組んできた長崎県では 1987 年から、鹿児島県でも 1997 年から全妊婦を対象に抗体検査を実施していましたが、他の県では 2011 年までほとんど実施されていません。あなたの母親がキャリアであったとしても、検査をしないかぎりわかりません。姉妹が妊婦健診でキャリアでなかったとしても、母親がキャリアでないことにはなりません。

　一方、キャリアの母親が、1 年間母乳で育てたとしても感染する確率は約 20％ですので、5 人兄弟で 1 人しか感染していなかったということも起こりえます。

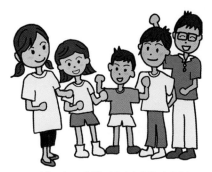

5兄弟の中の1人がたまたま自分だったかも？

Q10 1年間与えても5人に1人の感染だったら母乳で育てたいけれどダメですか？

　HTLV-1感染を防ぐ意味では、栄養法を工夫して対応すると、約20％から約3％に減らせることができます。しかし、実際に母乳のメリットもあり、あなたが何を重視するかによって選択肢は異なりますので、母乳で1年間育てるという選択肢もありだと思います。

　実際にお話しさせていただいた妊婦さんで、自身がアトピー性皮膚炎などアレルギー体質で悩んでおられる方がいらっしゃいました。その方は「長期に母乳をあげることで、子どもがアトピー性皮膚炎などのアレルギーで悩む確率が減ると聞きました。母乳をあげても全員が感染するわけではなく、母乳をあげなかったとしても絶対に感染しないと

いうことでもありませんよね。また、感染したとしても全員が病気になるわけではないのなら、若くしてアトピー性皮膚炎で苦しむ可能性が減らせるなら、私はしっかり母乳で育てたいです」と話されて長期母乳栄養法を選択されました。

　私自身は、この選択は子どものことをしっかり考えての立派な選択であったと考えています。

　絶対に正しい栄養法というのはありません。あなたが何を重視するかによって選択肢は変わってきます。なので、産婦人科で説明を受けて決めるときに、あなたが何を重視するかをぜひ医療者に教えてください。あなたが納得できる選択をしていきましょう。

Q11 母乳と人工栄養（ミルク）のメリットは？

　母乳と、人工栄養（ミルク）はそれぞれよい点があります。母乳に関しては、免疫が上がり感染症にかかりにくくなる、下痢や嘔吐しづらくなるなど、多くのことが疫学研究で明らかになっています。また、母親自身も乳がん、卵巣がんのリスクが下がることや経済的なメリットがあります [25]。

　一方で、人工栄養（ミルク）は母乳には不足しがちなビタミンKやDなどが加えられているので、それらの栄養

素を補うことができます。また、場所を選ばずにあげることができ、父親にも協力してもらいやすいというメリットがあります。

　どちらにもメリットがあり、逆にそのメリットが得られないことがデメリットでもあります。ミルクを選択した場合、現在の日本では、たとえば、感染症の予防は予防接種などを行うこと、母乳を選択した場合のビタミン不足に関しては母親が摂取を心がけることでデメリットを減らすことも可能で す。

Q12 免疫のこともあって初乳だけ飲ませたいけれど、短期母乳と比べて感染リスクは減りますか？

　初乳には免疫成分を多く含むので、初乳だけでも飲ませたいと思いながらも、初乳には特にリンパ球が多いことから、感染のリスクを心配されるのも当然だと思います。しかし、国が行った追跡研究では、短期母乳栄養（90日間まで母乳を与える）と、人工栄養法での感染率は変わらず3％程度でした。短期母乳栄養法は初乳を与えることも含まれるため、初乳をあげることが特に危険というわけではないと考えられます。ただし、初乳だけ飲ませた場合と、90日まで飲ませた場合での比較はされていないので、リスクが低いかまではわかっていません。

Q13 完全人工栄養法で育てるつもりだったのに、早産で母乳をあげたほうがよいと言われました

　早産で生まれた赤ちゃんは、まだお母さんのおなかの外で生活する準備が十分ではありません。それは消化吸収する腸にも言えて、特に出生体重が少ないほど人工栄養（ミルク）では、壊死性腸炎を発症して腸がやられてしまい、命にかかわることが考えられます。このため、消化吸収の良い母乳を与えることがよいとわかっています。新生児集中治療室（NICU）に入院している場合に、凍結母乳を持ってきてもらって解凍してあげていることがあります。

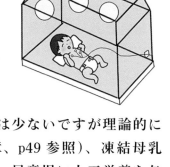

　凍結母乳栄養法は、エビデンスは少ないですが理論的には感染する可能性は低く（第4章、p49参照）、凍結母乳を与える HTLV-1 感染のリスクと、早産児に人工栄養を与えて命にかかわるリスクを考えた結果、凍結母乳を与えるほうがよいと考えられるため、そのように言われたのだと思います。

Q14 前の子の妊娠のときと今回の妊娠で、栄養法につい

ての説明が違うのですが、なぜですか？

　医療機関で説明を受けたのに、話が以前と異なるのを疑問に思われても当然です。2011年に国の母子感染予防対策が始まってから、対策の方針変更が何度かありました。

　HTLV-1母子感染対策に関わる者として、混乱させてしまったことをお詫び申し上げます。

　母子感染対策として、完全人工栄養法、短期母乳栄養法、凍結解凍母乳栄養法とありますが、慎重に検討を重ねていく中で、当時において最もよいものと判断した栄養法を勧めていました。

　現在のマニュアルでは、母乳のメリット・デメリットを説明した上で、完全人工栄養法、短期母乳栄養を選択してもらうことになっています。こちらは、大規模な全国的研究の結果に基づくものですので、今後は変更する可能性は少ないと思います。

Q15　ミルク購入費が負担になっています

　個人差もありますが、赤ちゃんが、1歳くらいまで飲むミルクの量は約300ℓほどです。ミルク缶800gだと50缶くらいになります。1缶2500〜3000円ですので、完全人工栄養法では、1歳までに約10万円を超えるお金がか

かると推定されます。

　また、短期母乳栄養法でも、最初の3カ月間は飲む量が少なく、ミルク缶で約10缶程度なので、完全人工栄養法へ移行後に40缶ほどのミルクの負担が必要になると思われます。残念ながら、国による費用の補助はありません。しかし、鹿児島県では、キャリアママの会「カランコエ」（NPO法人スマイルリボン）の尽力で、霧島市で月3000円を1歳の誕生日まで支給することが始まりました。続いて、鹿児島市の「母子栄養食品の支給（未来を守るミルク支給事業）」、南さつま市の「乳児栄養強化事業（ミルク支給）」など、自治体で補助を行うところが広がりました。鹿児島県でも平成31年4月生まれ以降の子どもに対して、「鹿児島県HTLV-1等母乳を介する母子感染対策推進事業」で一人当たり2万4000円の助成が行われています[31]。現在、子どもの6～7人に1人が相対的貧困ですので、人工栄養を選択しやすくなることで、健康格差を減らすことができるという意味でも、この補助は大変有意義だと考えています。

　また、この事業によって行政がHTLV-1キャリアの母親とつながることができて、他の支援につなげられるようになります。HTLV-1に理解が進み、社会全体で母親を支えていくということが認識され、このような取り組みが広がってくれるといいですね。

NPO法人スマイルリボンでは、この事業が全国に広がるような活動を始めています。「ママと未来を守るミルクサポート事業」については冒頭で説明しています。

ママと未来を守る
ミルクサポート事業

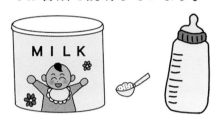

Q16　母親がキャリアであることで、入院中、赤ちゃんに何か問題となることはありますか？

　まったく問題ありません。他の赤ちゃんと一緒です。おむつの破棄、哺乳瓶の洗浄なども特別なことは必要ありません。お母さん自体も入浴など他の方と同じで大丈夫です。

Q17　どこまでキャリアであることを伝えたほうがよいですか？

　これは相手との関係性によるので、一概にどこまで話すのがよいのかはわかりませんが、多くの近親者がしっかり理解してくれているといろいろな意味でよい面がありま

す。短期母乳栄養法を選択した場合でも、母乳から完全人工栄養に移行する際に協力者となってくれたり、加えて、完全人工栄養法を選択した場合でも、キャリアであることを知らない他者からのストレスの相談相手になってもらえたりすることがあります。知らないがゆえに、身近なだけに「母乳で育てられないの？」と言われるなど、ストレスを与えられてしまうこともあります。

　では、すべての近親者にキャリアであることを話したほうがよいかというと、そうでもありません。妊娠中にトラブルとなり、離婚にいたった症例もあった [26] ので、パートナーや親御さんとの関係性によるといえます。医療者とも相談して決めてください。

Q18 行政（保健師さん）にキャリアであることを伝えたほうがよいですか？

　短期母乳栄養法（第4章「②短期母乳栄養法とは」を参照）では90日未満で完全人工栄養法に移行を完了するのに支援してくれる人が多いほうがよいですし、完全人工栄養法（第4章「①完全人工栄養法とは」、p44を参照）でも周囲の理解が必要になります。

　新生児訪問指導や乳児家庭全戸訪問事業（こんにちは赤ちゃん事業）などで来られる保健師さんに、前もってキャ

リアであることを伝えておくと、こちらから説明しなくても理解して相談にのってくれます。鹿児島県や富山県など産科施設から行政に情報を提供してくれる仕組みがあるところもあります[27,28]。小さな自治体では情報がもれ出るのではと心配される方もいらっしゃいますが、保健師など行政には守秘義務があるので他の人に知られることはありません。

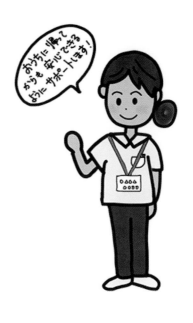

　また、鹿児島県では助成事業が開始されました（Q15 参照）が、NPO 法人スマイルリボンが支援の必要性を訴え続けてくれたおかげです。行政は実際にどれだけ地元に支援が必要な人がいるのかを把握できないと、支援事業などが検討されません。キャリアであることを伝え、困っていることを相談していただけると、将来同じようなキャリア母親のためになると思います。

Q19 3歳以降に検査を受けた結果、陰性だと伝えられましたが本当に大丈夫ですか？

　これまでの母子感染例の研究から、3歳より前に抗体が陽性になっていて、3歳以降には陰性だったことから、母子感染をしてはなかったと考えられます。もちろん、医療に100％はありませんが、心配せずにいていただいて大丈夫だと思います。

Q20 子どもがHTLV-1に感染してしまいました。子育てで何か気を付けることはありますか？

　特に病気になりやすいなど、心配する必要はありません。ほかのお子さんと同じように定期健診、予防接種を進めていってください。私の知る範囲では、流行地域である鹿児島県の小児科医に聞いても、神経内科医に聞いてみても、子どもの発症を経験したという方にお会いすることはありませんでした。気にすることはないと思いますが、何か気になることがあれば、お子さんのかかりつけの先生に相談してみましょう。

Q21 小児科の先生にキャリアであることを伝えたほうが よいですか？

　特に心配なことはないのです
が（Q20参照）、3歳以降に母
子感染したかどうかの検査や、
何かあったときに相談しやすい
ように、キャリアであることを
伝えていたほうがよいと思いま
す。医療者ももちろん守秘義務
があありますので、他の人に知ら
れることはありません。

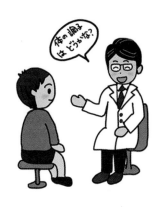

　出産した産科医療機関で、小児科への紹介状を書いても
らって初診時にお渡しすると、一から説明しなくても情報
が伝わります。可能であれば、紹介状のコピーをもらって
おくと、他の病院に行くときに自分で説明しなくても医療
者が必要な情報が記載されているので、一から説明しなく
て済むと思います。

Q22 保育園や幼稚園にキャリアであることを伝えたほうがよいですか？

　こちらは、まったく伝える必要はありません。HTLV-1ウイルスは、妊娠・母乳をあげる・性行為・臓器移植など特別な関係間での行為以外の日常生活で他の人に感染させることはありません。もしも、お子さんが感染していたとしても他のお子さんに保育園での集団生活でうつすことはありません。まったく特別な対応は必要ありませんので、保育園などにキャリアであることを伝える必要はありません。

★学校生活などの集団生活ではうつりません。

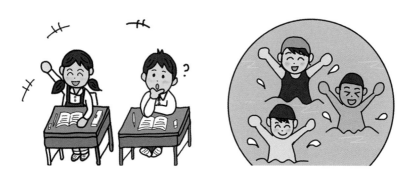

Q23 子どもがキスをしてきますが、感染しないですか？

　HTLV-1 は体の中に生きた感染したリンパ球が入ってこないと感染しません。唾液の中には、ほぼリンパ球が含まれていません。血液よりも多くリンパ球を含む母乳を1年間約 300ℓ 飲んでも約 20% の感染率です。キスで唾液を飲んだとしてもほんのわずかでしょうし、ほぼリンパ球が含まれていないので、感染する可能性はほぼありません。安心して普通に接してあげてください。

キスは？

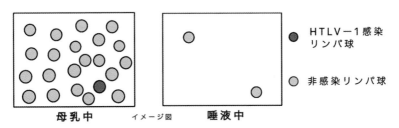

唾液中には、母乳中に比べてリンパ球自体が圧倒的に少ない。
飲む量は圧倒的に少ない。
赤ちゃんは1年間で約1500万個感染リンパ球を飲んで約20％の感染率。
　　　→ 唾液を介した感染の可能性は非常に低い。
血液に比べて母乳や精液以外の体液は、感染細胞が多くいることはない。

Q24 自分はキャリアでこれから先が不安です。どうすればいいですか？

　お子さんに対して感染防止のための対応を終わられてほっとしたところで、その次は自分がキャリアであり、この先どうすればよいか心配になりますよね。そのような不安に対して相談を受け付けている HTLV-1 キャリア外来（HTLV-1 専門外来）などの医療機関があります。日本HTLV-1 学会では登録医療機関制度を設けて、HTLV-1 に関連した相談対応が可能な施設を認定して公開していますので、参考にしてください（p40 参照）。今後増やしていくよう努力しているとのことです。

　現在、キャリアである人の多くが生涯病気にならないこともあり、症状がない方に対して、定期的に受診してもよい検査項目がないのが現状です。そのため、症状が出たときに早く診断して適切な治療を受けることが重要です。しかし、日本で拠点施設がない都道府県も多くあります。HTLV-1 キャリアが少ない地域では、病気の発症を疑うことが難しいので、以下のように、ATL や HAM にみられる症状がある際には、自分がキャリアであることを、かかりつけ医の先生に伝えて、調べてもらってください。キャリアである情報があれば適切な診断・治療が受けやすくなる

と思います。

【HTLV-1 関連の病気が疑われる症状】

・ATL は 40 歳以上でリンパ節がはれたり、皮膚に赤い盛り上がった発疹がでたりすることが多いです。リンパ節がはれた、熱が下がりにくいなどの症状が続く場合には、血液内科や皮膚科への紹介をしてもらってください（第1章「成人 T 細胞白血病（ATL）はどんな病気？」参照）。

・HAM はおしっこが近い、便秘、下肢のツッパリ感や歩行時の足のもつれなどがある場合には、脳神経内科を紹介してもらってください（第1章「HTLV-1 関連脊髄症（HAM）はどんな病気？」参照）。

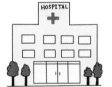

Q25 HTLV-1 についての情報サイトはありますか？

　ネットには多くの情報が掲載されていますが、玉石混交です。以前は公式なサイトは少なく、間違った情報サイトもありましたので、公式なサイトを参考にしてもらえればと思います。

　もちろん、この本を発行している NPO 法人スマイルリボン（日本から HTLV ウイルスをなくす会 https://www.smileribbon.or.jp/）や、その中のキャリアママの会カランコエ が妊婦さんに役立つと思います。

スマイルリボン　　　　　　カランコエ

　また、推薦できるサイトとしては、HTLV-1 キャリア登録サイト「キャリねっと」があります。登録することで、国内の第一人者の書かれるコラムや最新のニュースを見ることができます。登録するのに抵抗がある方は、以下のサイトからも正しい情報を得ることができますので参考にしてください。

　HTLV-1 情報サービスや、厚生労働省の HTLV-1（ヒトT 細胞白血病ウイルス 1 型）に関する情報もあります。

キャリねっと　　　HTLV-1 情報　　　厚生労働省の
　　　　　　　　ポータルサイト　　HTLV-1 に関する情報

　また、妊婦さん向けに公益社団法人日本産婦人科医会と公益社団法人日本小児科医会から平成 28 年度版のリーフ

レットもでています。

平成 28 年度版のリーフレット

おわりに

　この本を読まれた感想はいかがだったでしょうか？

　私は2013年から厚生労働省研究班に関わって、10年間に多くのキャリア妊婦さんたちにお会いしました。その中から研究協力をお願いし、3年間で約400名のキャリア妊婦さんと面談することができました。鹿児島県内の産科医療機関から紹介していただき、その期間のほとんどのキャリア妊婦さんにお会いしたのではないかと思います。そのときに面談したお母さんからいろいろな質問を受けたのを思い出しながら執筆しました。その後も県内小児科医療機関の協力を得て、かかりつけ小児科医でフォローアップしてもらいました。

　2022年の国のマニュアル改訂で全国のキャリア妊婦さんたちが、自分の価値観で栄養法を選択することができるようになりました。鹿児島県内の妊婦さんや関わった医療従事者の皆様のご協力のおかげで、今回のマニュアル改定につながる科学的根拠をつくり出すことができました。鹿児島県の皆様に感謝申し上げます。

　このマニュアルでは、短期母乳栄養法を選択した方へ、助産師を活用した支援体制の整備を進めるように記載されています。しかし、現実には体制整備には時間がかかるか

もしれません。社会的理解が十分でなく、いまだ偏見があるのも事実です。ミルク購入費がかかり、その支援も限られているなどの課題もまだまだ存在します。キャリアの方は多くいても、自分がキャリアと知らない方も多いため、行政に声が届きにくいのかもしれません。可能であれば、この本を読まれたキャリアの方も行政に要望を出して、支援のニーズがあることを認識してもらい、キャリアではない方も含め、社会の理解が進むように支援していただければ幸いです。

　この本の内容が、これから自分の選択した栄養法を実施する方の困難が少しでも減ることにつながることを願っています。この本の執筆が、この 10 年間に多くのキャリア妊婦さんたちから経験をさせていただいたことの恩返しに少しでもなれば嬉しく思います。また、読後もわからないことなどあれば、私まで教えていただけるとありがたく思います。

　本執筆にあたり、助産師である本学の井上尚美准教授、若松美貴代准教授に内容の確認をいただき、野呂尚子さんにイラストを書いてもらいました。この場を借りてお礼を申し上げます。

　HTLV-1 キャリアの方が困らない日が来るのを願っています。

根路銘安仁

略語一覧

ATL	adult T-cell leukemia-lymphoma（成人 T 細胞白血病リンパ腫）
CLEIA 法	chemiluminescent enzyme immunoassay（化学発光酵素免疫測定法）
CLIA 法	chemiluminescence immunoassay（化学発光免疫測定法）
DNA	deoxyribonucleic acid（デオキシリボ核酸）
HAM	HTLV-1 associated myelopathy（HTLV-1 関連脊髄症）
HTLV-1	human T-cell leukemia virus type 1（ヒト T 細胞白血病ウイルス 1 型）
HU	HTLV-1 uveitis（HTLV-1 ぶどう膜炎）
LIA 法	line blotting assay（ラインブロット法）
PA 法	particle agglutination（粒子凝集反応）
PCR	polymerase chain reaction（ポリメラーゼ連鎖反応）
RNA	ribonucleic acid（リボ核酸）
WB 法	western blot（ウエスタンブロット法）

参照文献等
（参照サイト）

HTLV-1 情報サービス　http://www.htlv1joho.org/index.html
NPO 法人スマイルリボン　　https://www.smileribbon.or.jp/
キャリアママの会　カランコエ
　https://www.smileribbon.or.jp/pa.php#kalanchoe
キャリねっと　https://htlv1carrier.org/
厚生労働省の HTLV-1 に関する情報
https://www.mhlw.go.jp/bunya/kenkou/kekkaku- kansenshou29/
wakaru.html
日本 HTLV-1 学会　http://htlv.umin.jp/

（引用文献）

1. Nosaka K, Iwanaga M, Imaizumi Y, et al: Epidemiological and clinical features of adult T-cell leukemia-lymphoma in Japan, 2010-2011: a nationwide survey. Cancer Sci 108: 2478-2486, 2017.
2. Uchiyama T, Yodoi J, Sagawa K, et al: Adult T-cell leukemia: clinical and hematologic features of 16 cases. Blood 50: 481-492, 1977
3. Hinuma Y, Nagata K, Hanaoka M, et al: Adult T-cell leuke-mia: antigen in an ATL cell line and detection of antibod-ies to the antigen in human sera. Proc Natl Acad Sci USA 78:6476-6480,1981
4. Osame M, Usuku K, Izumo S, et al. HTLV-I associated my-elopathy, a new clinical entity. Lancet 1: 1031, 1986.
5. 厚生省心身障害研究「成人 T 細胞白血病（ATL）の母子感染防止に関する研究班」（主任研究者：重松逸造）平成2 年度研究報告書 , 1991
6. 厚生労働科学研究費補助金・厚生労働科学特別研究事業「HTLV-1 の母子感染予防に関する研究」（研究代表者：齋藤滋）：HTLV-1 母子感染予防対策医師向け手引き , 2011
7. 厚生労働科学研究費補助金・厚生労働科学特別研究事業「ヒト T 細胞白血病ウイルス -1 型 (HTLV-1) 母子感染予防のための保健指導の標準化に関する研究」（研究代表者：森内浩幸）：HTLV-1 母子感染予防対策保健指導マニュア

ル , 2011
8. 厚生労働行政推進調査事業費補助金・成育疾患克服等次世代育成基盤研究事業「HTLV-1 母子感染予防に関する研究：HTLV-1 抗体陽性妊婦からの出生児のコホート研究」（研究代表者：板橋家頭夫）：HTLV-1 母子感染予防対策マニュアル ,2017
9. Tezuka K, Fuchi N, Okuma K, et al: HTLV-1 targets human placental trophoblasts in seropositive pregnant women. J Clin Invest. 130(11):6171-6186,2020
10. Satake M, Iwagawa M, Sagara Y, ete al. Incidence of human T- lymphotropic virus 1 infection in adolescent and adult blood donors in Japan: a nationwide retrospective cohort analysis 16:1246-1254,2016
11. Yamauchi J, Yamano Y, Yuzawa K : Risk of Human T-Cell Leukemia Virus Type1 Infection in Kidney Transplantation. N Engl J Med 380 : 296-298, 2019
12. 中嶋有美子 , 森内浩幸 . 各地域の母子感染予防対策の実際：長崎県 . 周産期医学 50（10）: 1758-1760,2020
13. 根路銘安仁 . 各地域の母子感染予防対策の実際：鹿児島県 . 周産期医学 50（10）: 1755-1757,2020
14. Ando Y, Kakimoto K, Tanigawa T et al. Effect of freezethawing breast milk on vertical HTLV-I transmission from seropositive mothers to children. Jpn. J. Cancer Res. Gann. 80: 405-7,1989
15. 厚生労働科学研究費補助金新興・再興感染症研究事業「本邦における HTLV-1 感染及び関連疾患の実態調査と総合対策」（研究代表者：山口一成）2009
16. Itabashi K, Miyazawa T, Nerome Y, et al: Issues of infant feeding for postnatal prevention of human T-cell leukemia/lymphoma virus type-1 mother-to-child transmission. Pediatr Int 63: 284-289, 2021
17. Miyazawa T, Hasebe Y, Murase M, et al: The Effect of early postnatal nutrition on human T cell leukemia virus type 1 mother-to-child transmission: a systematic review and meta-analysis. Viruses 13: 819, 2021
18. 厚生労働科学研究費健やか次世代育成総合研究事業補助金 .「HTLV 1 母子感染対策および支援体制の課題の検討と対策に関する研究 」（研究代表者：内丸薫）：HTLV-1 母子感染予防対策マニュアル ,2022

19. 根路銘安仁．鹿児島県における HTLV-1 母子感染対策の検討．厚生労働科学研究費補助金（成育疾患克服等次世代育成基盤研究事業（健やか次世代育成総合研究事業））（研究代表者：内丸薫）．令和 3 年度分担報告書,2022

20. Sonoda S, Li HC, Tajima K. Ethnoepidemiology of HTLV-1 related diseases: Ethnic determinants of HTLV-1 susceptibility and its worldwide dispersal. Cancer Science. 102:295-301,2011

30. Hino S, Yamaguchi K, Katamine S, et al: Mother-to-child transmission of human T-cell leukemia virus type-I. Jpn J Cancer Res 76:474-480,1985

22. Section on Breastfeeding. Breastfeeding and the use of human milk. Pediatrics. 129(3): 827-41,2012

23. Nerome Y, Owaki T, Amitani M, Kawano Y, Takezaki T. HTLV-1 Carrier Mothers Need Continual Support to Accomplish Their Selected Nutrition Method for Mother-to-child Transmission Prevention in Kagoshima . Med. J. Kagoshima Univ.67:51 - 57, 2015

24. 日本赤十字社．感染症検査結果のお知らせの変更, https://www.jrc.or.jp/donation/information/detail_06/

25. Nerome Y, Kawano Y. Failure to prevent human T-cell leukemia virus type 1 mother-to-child transmission in Japan. Pediatrics International 59：227 - 228, 2017

26. 森内浩幸，中嶋有美子．妊婦 HTLV-1 スクリーニングを契機に離婚に至った 2 事例．成育疾患克服等次世代育成基盤（健やか次世代育成総合）研究事業（H 29- 健やか - 指定 -003）令和元年度分担研究報告書 , 2020

27. 富山県．富山県 HTLV-1 母子感染対策対応マニュアル(第 4 版). https://www.pref.toyama.jp/documents/17658/01222285.pdf（参照 2022-03-15）

28. 鹿児島県 .HTLV-1 感染対応マニュアル（令和 3 年 3 月）. http://www.pref.kagoshima.jp/ae06/kenko-fukushi/ken-ko-iryo/kansen/atl/documents/2935_20210326184443-1.pdf（参照 2022-03-15）

■著者紹介

根路銘 安仁（ねろめ　やすひと）

　1970年沖縄県那覇市生まれ。愛媛県愛光中学・高等学校を経て、1995年鹿児島大学医学部卒業。鹿児島大学小児科学教室に入局後、小児科医として県内各地で勤務後、2008年より鹿児島大学大学院医歯学総合研究科離島へき地医療人育成センター勤務。2008年鹿児島大学博士（医学）取得。2013年から厚生労働省科学研究班でHTLV-1母子感染予防に関する研究に関わり県内各地の産科施設でキャリア妊婦と面談し、現在まで母子感染対策の研究と行政をつなぐ役割を果たしている。2017年鹿児島大学医学部保健学科教授に就任し、医療職の教育に携わっている。専門は母子保健分野でHTLV-1母子感染対策のほか、低出生児に関する研究、子どもの虐待、子どもの死亡検証制度に関する研究を行っている。
著者のHPは右のQRコードから。
https://kagonero.com/

教えて！HTLV-1のことシリーズ3
教えて！先生　HTLV-1の母子感染とキャリアのこと

発 行 日	2023年3月20日　第1刷発行
著　　者	根路銘 安仁
編　　者	NPO法人スマイルリボン
編 集 協 力	今村 美都
発 行 者	向原 祥隆
発 行 所	株式会社 南方新社
	〒892-0873　鹿児島市下田町292-1
	電話　099-248-5455
	振替口座　02070-3-27929
	URL　http://www.nanpou.com
	e-mail　info@nanpou.com
印刷・製本	株式会社プリントパック

定価はカバーに印刷しています
乱丁・落丁はお取替えします
ISBN978-4-86124-487-2, C0047

スマイルリボンの本の紹介
本屋さんやネットで購入できますよ。

教えて！HTLV-1 のことシリーズ 1
専門医に聞きました。
教えて！先生
ATL（成人 T 細胞白血病）のこと
宇都宮與著　スマイルリボン編
南方新社刊　定価（本体 1,200 円＋税）

教えて！HTLV-1 のことシリーズ 2
専門医に聞きました。
教えて！先生
HAM（HTLV-1 関連脊髄症）のこと
松崎敏男著　スマイルリボン編
南方新社刊　定価（本体 1,200 円＋税）

教えて！HTLV-1 のことシリーズ 3
専門医に聞きました。
教えて！先生
HTLV-1 の母子感染とキャリアのこと
根路銘安仁著　スマイルリボン編
南方新社刊　定価（本体 1,200 円＋税）

HTLV-1のことなら
専門の先生が
教えてくれるよ

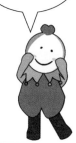

■ご注文は、お近くの書店やネット書店か、直接南方
新社まで電話、ＦＡＸ、Ｅメール（info@nanpou.com）
でお申し込みください（送料無料）